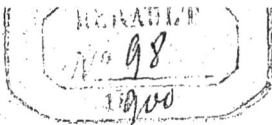

Docteur Th. FORNARI

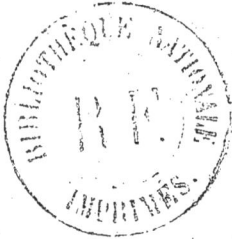

UN CAS

DE

MALADIE DE PARROT

(PSEUDO-PARALYSIE SYPHILITIQUE
DU NOUVEAU-NÉ)

MONTPELLIER
IMPRIMERIE CENTRALE DU MIDI
(HAMELIN FRÈRES)
—
1900

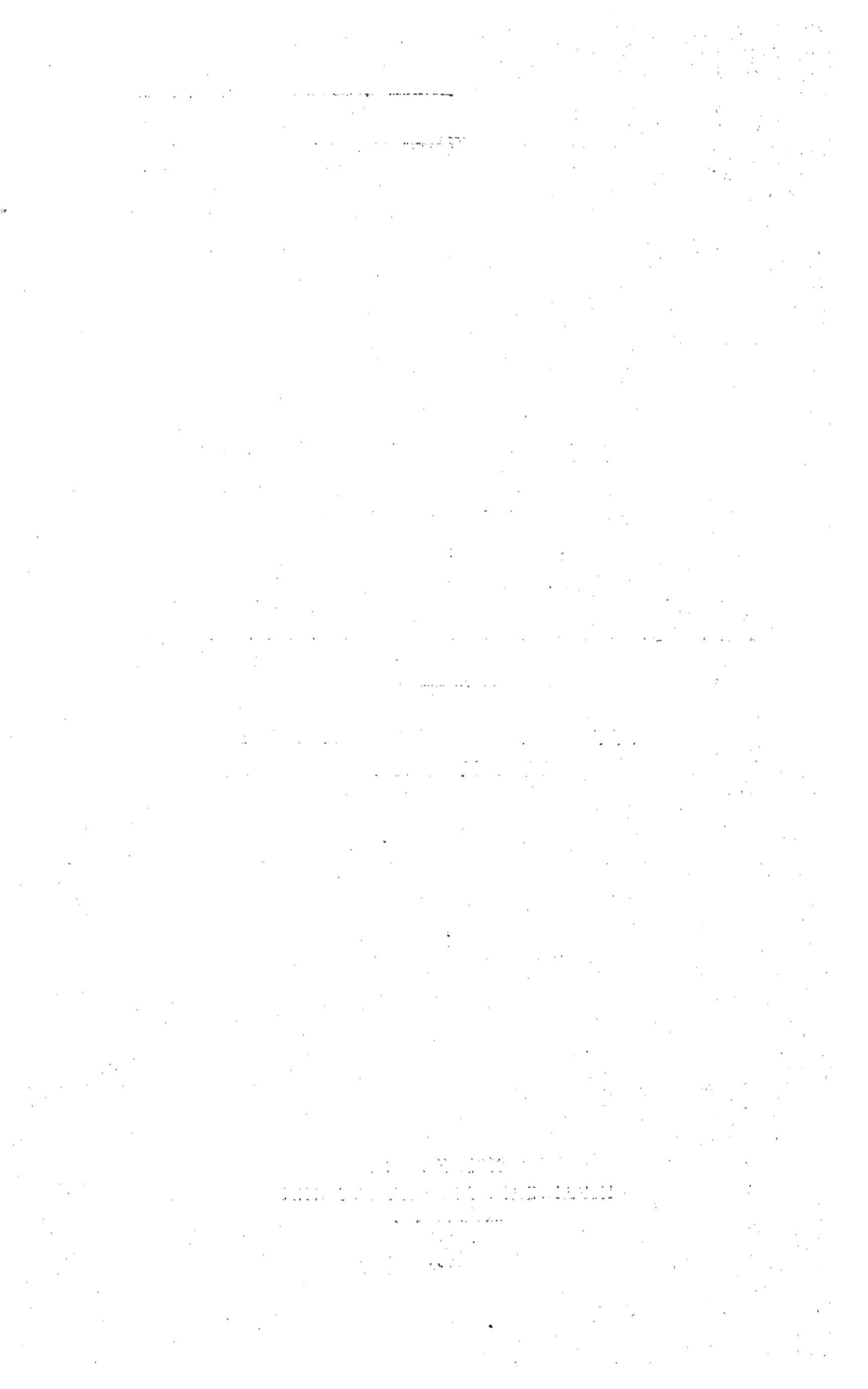

UN CAS

DE

MALADIE DE PARROT

———

PSEUDO-PARALYSIE SYPHILITIQUE
DU NOUVEAU-NÉ)

UN CAS

DE

MALADIE DE PARROT

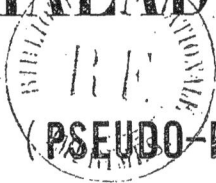

(PSEUDO-PARALYSIE SYPHILITIQUE
DU NOUVEAU-NÉ)

PAR

Théophile FORNARI

DOCTEUR EN MÉDECINE

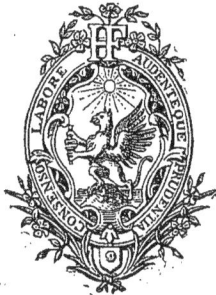

MONTPELLIER
IMPRIMERIE CENTRALE DU MIDI
(HAMELIN FRÈRES)

1900

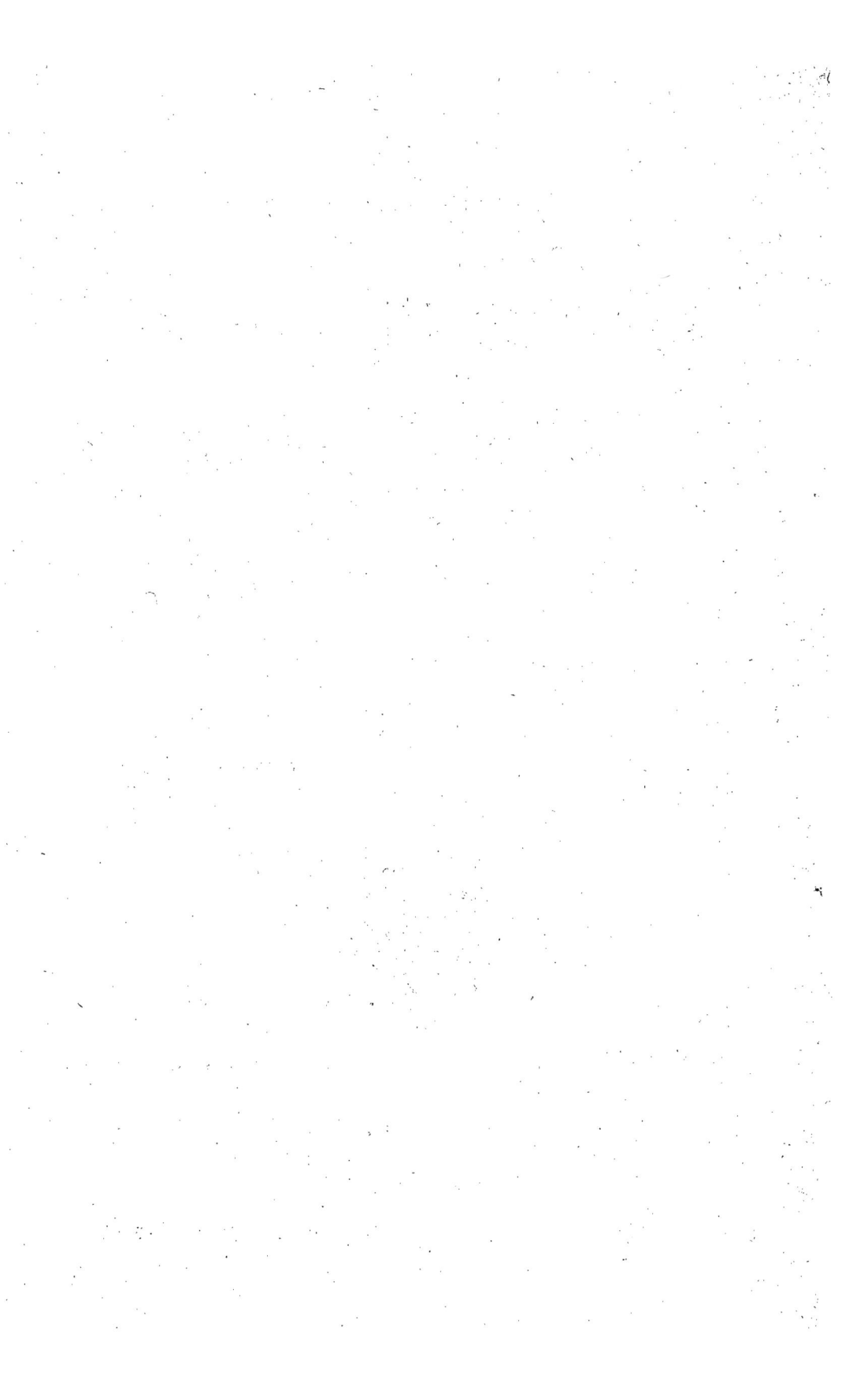

A MA FAMILLE, A MES AMIS,
A MES MAÎTRES,

Je dédie ce modeste travail.

T. FORNARI.

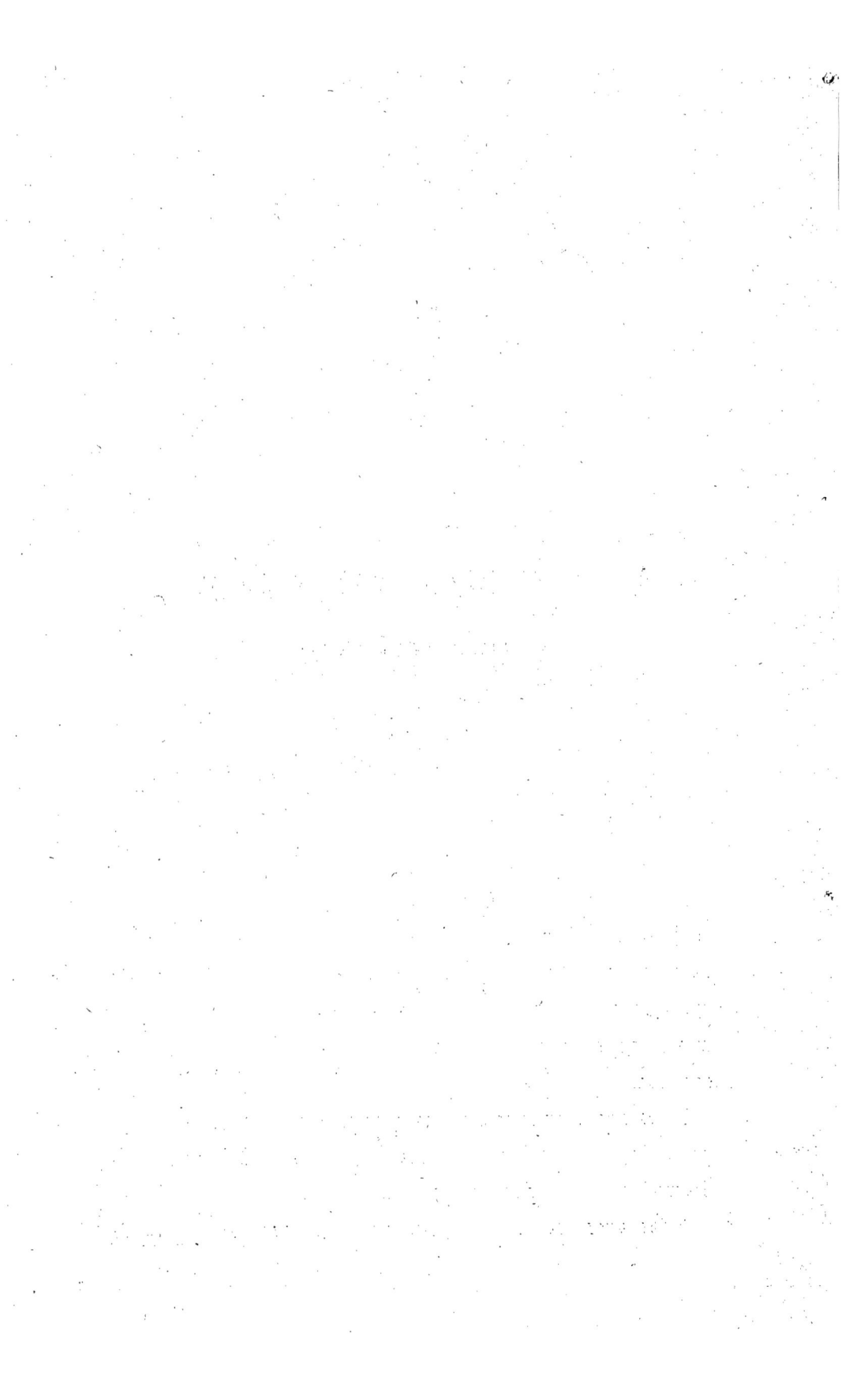

INTRODUCTION

Ayant observé, dans le service de Clinique infantile de M. le professeur Baumel, un cas de pseudo-paralysie syphilitique, nous avons, sous son inspiration, choisi cette manifestation rare de la syphilis héréditaire pour sujet de notre thèse inaugurale.

On sait que la pseudo-paralysie syphilitique est une maladie de la première enfance, survenant dans les premières semaines de la vie et caractérisée par une impuissance fonctionnelle d'un ou plusieurs membres avec décollements juxta-épiphysaires.

Nous avons, dans un premier chapitre, fait l'historique de la question et montré que, si des observations de pseudo-paralysie avaient été publiées avant Parrot, elles avaient été mal interprétées et que c'est ce dernier auteur qui a, le premier, donné la description de la maladie qui porte aujourd'hui son nom.

Nous avons ensuite cité les premiers cas de guérison et parlé de la curabilité de la maladie, curabilité inconnue de Parrot lors de la publication de son travail.

Nous avons fait suivre l'historique de l'observation qui a

marqués des tibias et des péronés. La mobilité de ces os dans le sens antéro-postérieur n'était pas moins manifeste.

On eût dit une fausse articulation au-dessous de l'articulation du genou, restée complètement saine. La continuité de la diaphyse me parut d'ailleurs intacte dans les membres supérieurs comme dans les inférieurs. » Guéniot fait suivre l'observation de quelques réflexions et sans rattacher les lésions à la syphilis, il se demande quelle est la cause de l'impuissance des membres ; la moelle et le cerveau ayant été trouvés intacts, et les membres seulement un peu amaigris, il attribue l'inertie qu'avait présentée l'enfant à la douleur provoquée par les mouvements et aux brisures des leviers ostéo-cartilagineux au niveau des points juxta-épiphysaires. Plus tard Guéniot admettait avec Parrot, après l'observation de faits semblables par ce dernier, que les lésions par lui observées étaient dues à la syphilis.

En 1853, Bednar à Vienne et Hénoch en Allemagne s'occupèrent de cas semblables, tous reconnurent l'origine syphilitique de la maladie.

En 1872, Parrot, dans un mémoire inséré dans les *Archives de Physiologie normale et pathologique,* publie les observations de Valleix et de Guéniot ainsi que deux observations nouvelles ; il donne la description clinique de la maladie présentée par ses malades et compare l'inertie des membres qu'ils avaient offerte à celle qu'entraînerait une fracture. Parrot décrit en même temps la présence d'abcès au voisinage des articulations et fait connaître l'intégrité du système nerveux et musculaire ; il conclut comme Guéniot, en disant : « Pour expliquer les troubles du mouvement, d'une part, on ne peut faire intervenir les organes actifs de la locomotion et, d'un autre côté, on en trouve une explication suffisante dans les lésions osseuses. Car, de leur fait, le contractions musculaires, au lieu de déterminer des mouvements de totalité dans les segments des membres, font simplement glisser l'une sur l'autre les deux parties en lesquelles les os se trouvent divisés. A cette cause d'inertie, il faut en joindre une autre, qui, bien que secondaire, ne manque pas d'une certaine importance, c'est la douleur que provoquent les contractions dans les masses musculaires, surtout quand il s'est développé des abcès autour des fausses articulations. »

Discutant la nature des lésions, Parrot se demande si chez les jeunes enfants, en proie à la syphilis héréditaire, il existe une lésion des os qui puisse les altérer au point qu'ils se rompent près des épiphyses et si ces malades sont les seuls chez qui ces lésions puissent être observées. Après une série de cinq observations de nouveau-nés affectés de syphilis héréditaire, Parrot décrit, en même temps que Wegner dont le travail parut à la même époque, les lésions osseuses qu'il a trouvées, et déclare que, chez les nouveau-nés et avortons syphilitiques, les lésions osseuses sont constantes. Parrot décrit l'anatomie pathologique, la pathogénie des fractures juxta-épiphysaires, et conclut :

« Chez les nouveau-nés et avortons syphilitiques, il existe constamment, dans le système osseux, une altération qui peut déterminer une brisure à l'extrémité de la diaphyse des os longs. Et nous ajoutons que, dans les très nombreuses autopsies que nous avons faites, nous n'avons jamais rencontré chez les enfants non atteints de syphilis une lésion ayant quelque analogie avec celle-là.

La question que nous avions posée au début de cette seconde partie se trouve ainsi résolue positivement et le titre de notre travail pleinement justifié. »

Parrot ne décrivit les lésions de la pseudo-paralysie que chez des enfants âgés de moins de deux mois ; il admit que chez les enfants plus âgés les lésions subissaient une transformation qui se rapprochait et se confondait avec le rachitisme.

Cet observateur, qui n'avait vu la pseudo-paralysie que chez des enfants cachectisés et avait vu succomber tous ses malades, portait un pronostic très grave et croyait à l'incurabilité de la maladie.

En 1883, Millard publie le premier cas de guérison ; quelque temps après, dans l'*Union médicale* de 1883, Rocques publie un second cas terminé également par la guérison ; Dreyfous publie dans la *Revue de médecine* trois cas qui sont également guéris. A l'étranger Knach, Behrend, Henoch rapportent des observations semblables. Cadiat de Gassicourt en observe trois cas publiés par Laffitte dans la *Revue mensuelle des maladies de l'enfance* de 1889. Jaeger, Comby et Moncorvo rapportent des cas semblables et c'est une observation analogue, suivie comme les précédentes de guérison, prise dans le service de notre maître M. le professeur Baumel, que nous publions à notre tour. Les cas de guérison de pseudo-paralysie commencent à être nombreux, comme nous le voyons par cet exposé historique, et c'est de l'examen de ces faits que nous tirerons nos conclusions au point de vue du pronostic et de la curabilité de la maladie.

C'est donc Parrot qui donna le premier une description clinique de la maladie, et s'il décrivit l'anatomie patologique en même temps que Wegner et admit la même pathogénie que Guéniot, il est juste de reconnaître qu'il fit le premier une étude d'ensemble de la maladie qui nous occupe et que le nom de maladie de Parrot sous lequel on la désigne est pleinement justifié.

OBSERVATIONS

Observation I

(INÉDITE)

Prise dans le service de M. le professeur BAUMEL

Le 22 janvier 1900, entrait dans le service de M. le professeur Baumel un enfant né à terme le 21 décembre 1899, sans présenter aucune manifestation pathologique. Quinze jours environ après sa naissance, la mère s'aperçut que l'enfant ne remuait plus les bras ; il n'existait aucune contracture, les membres étaient au contraire comme disloqués et les mouvements douloureux.

A son entrée dans le service, M. le professeur Baumel observe que les membres supérieurs sont atteints d'impuissance fonctionnelle et que les mouvements provoqués sont douloureux.

Ces mouvements produisent au voisinage du coude gauche une crépitation fine ; il remarque de plus au niveau du cartilage juxta-épiphysaire supérieur de l'humérus gauche une petite tumeur dure (exostose).

L'enfant présente un coryza très intense gênant la respiration, des exostoses au niveau de la face interne des tibias et une plaque d'alopécie au niveau du pariétal gauche. M. le professeur Baumel porte le diagnostic de maladie de Parrot.

Il n'y a pas de syphilis avérée, mais la mère a présenté une violente céphalée, survenant le soir vers quatre heures et disparaissant le matin, céphalée qu'elle aurait eue, il y a sept ans, lors de la gestation d'une sœur aînée du petit malade.

La mère a eu d'autres grossesses, et nous notons : un premier enfant mort à dix-huit mois, de rougeole ; elle a eu cet enfant avant son mariage, et d'un père autre que celui de ses enfants ultérieurs. Après son mariage, elle a eu un second enfant mort à cinq ans de tuberculose mésentérique ; un troisième, mort à huit ans de méningite ; un quatrième, mort-né sans sans lésions apparentes et à terme.

Deux ans après cet accouchement, cette femme a une nouvelle grossesse, au cours de laquelle elle présente la céphalée dont nous avons parlé plus haut et accouche à terme d'un enfant du sexe féminin qui, vers l'âge de quatre ans, a présenté une ophtalmie, sur la nature de laquelle nous ne sommes nullement fixés et qui, aujourd'hui âgée de sept ans, nous offre une déformation en lame de sabre des tibias avec hyperostoses au niveau de leur face interne.

Une sixième grossesse se termine par la naissance d'un enfant qui meurt au dix-huitième jour ; une septième grossesse survient et l'enfant, né à sept mois, présente, au dire de la mère, une inertie des deux membres inférieurs et meurt au dix-neuvième jour. C'est deux ans environ après cette dernière grossesse qu'est survenue le 21 décembre 1899 la naissance de l'enfant dont nous nous occupons.

D'après les renseignements donnés par la mère, tous les enfants seraient nés sans manifestation cutanée aucune.

M. le professeur Baumel soumet l'enfant, à son entrée à l'hôpital, au traitement antisyphilitique: XX gouttes de liqueur de Van Swieten par jour diluées dans 20 grammes d'eau distillée, à prendre par cuillerées à café, une toutes les six heures immédiatement avant chaque tetée. Il joint à cette médication pathogénique un traitement reconstituant, surtout au point de vue du développement osseux par le sirop de lacto-phosphate de chaux qu'il lui prescrit à la dose de 10 grammes par jour.

Le 12 février, après vingt jours de traitement, l'enfant n'a plus de coryza, les fonctions des membres ont reparu, les mouvements ne provoquent plus aucune douleur et le bras droit a presque recouvré l'intégrité de ses fonctions ; on perçoit toujours l'induration juxta-épiphysaire du bras gauche et les hyprostoses des tibias.

Le 17 février, l'enfant sort complètement guéri de sa pseudo-paralysie et on ordonne à la mère de continuer à faire suivre à l'enfant le traitement par le sirop de lacto-phosphate de chaux.

La mère, ayant très peu de lait, faisait prendre à son enfant avant son entrée à l'hôpital une certaine quantité de lait en plus de celui qu'elle lui fournissait elle-même. La suppression de cette nourriture complémentaire fit que l'enfant maigrit et M. le professeur Baumel crut devoir suspendre le traitement spécifique. Ce n'est qu'après la découverte de la cause du dépérissement de l'enfant que du lait lui fut de nouveau administré et le poids de l'enfant augmenta très rapidement.

Observation II

(Extraite du mémoire de Parrot)

Syphilis héréditaire avec manifestations cutanées, inertie des membres. — Hépatisation pulmonaire, végétations des valvules du cœur. Lésions du système osseux, avec décollement des épiphyses.

Léonie H., née le 2 décembre 1869 d'une mère que l'on suppose être atteinte de syphilis, est admise dans la salle de médecine le 5 février 1870. Elle a dû coryza et porte sur la face, les membres inférieurs et la région sacrée, une éruption légèrement papuleuse d'un rouge un peu jaunâtre. Sur le dos, il y a des squames assez épaisses. Les plis de l'anus sont très saillants et l'on y voit quelques ulcérations.

La peau des membres est plissée et les muscles sont très mous. Les ganglions axillaires et inguinaux sont tuméfiés. Le membre supérieur droit paraît être dans un état normal; celui du côté gauche est flasque et pend le long du corps. Quand on pince la peau, la main et l'avant-bras seuls sont le siège de mouvements, d'ailleurs fort limités. Le moignon de l'épaule est notablement tuméfié. Les membres inférieurs sont remarquablement flasques; quand on agite celui du côté droit, ses différents fragments se meuvent comme une jambe de polichinelle. Les mouvements spontanés y sont à peu près nuls. Au premier temps de la révolution cardiaque, on perçoit dans une grande étendue du thorax, en arrière et en avant, un bruit de souffle intense qui remplit le petit silence, sans masquer les bruits normaux.

Je diagnostique une syphilis congénitale avec décollement des épiphyses des os des membres, et je prescris 2 grammes de liqueur de Van Swieten, dans un julep que l'on ajoutera au lait.

Le 7, l'enfant a la diarrhée verte.

Elle succombe le 9 à onze heures du soir.

L'encéphale a une teinte anémique. Dans le corps calleux et les centres hémisphériques, on voit un grand nombre de corps granuleux, assez volumineux, régulièrement espacés.

Au sommet du poumon droit, en arrière, et à la partie supérieure du lobe inférieur, il y a quelques noyaux d'hépatisation.

Le bord de la valvule mitrale, sur la face auriculaire, est couvert de végétations rosées, lisses et presque transparentes, très saillantes sur quelques points. Au milieu d'elles on remarque un hématome d'une coloration noirâtre. Il y a aussi quelques petits mamelons pâles, sur la tricuspide et les valves de l'orifice pulmonaire, autour des nodules d'Arantius.

Le canal artériel est en voie d'oblitération. Le foie a une teinte marron clair et ses cellules sont pour la plupart dépourvues de graisse. Les vaisseaux semblent intacts.

Dans les tubes des pyramides du rein, on voit une fine poussière graisseuse.

Presque tous les os sont altérés. Sur le frontal, près de sa suture avec le pariétal gauche, on voit une surface de deux centimètres environ de diamètre, qui présente les particularités suivantes :

Au centre est un îlot osseux, jaunâtre, entouré en arrière par une zone transparente, au niveau de laquelle la dure-mère est appliquée sur le périoste, en avant, par une sorte de dentelle osseuse servant en quelque sorte de trait d'union entre la masse centrale et la substance de la périphérie, qui est irrégulièrement échancrée, comme raréfiée et creusée à sa surface de sillons profonds.

Le long de la ligne médiane, la paroi crânienne a été résorbée partiellement, et dans toute son épaisseur, sur une étendue de plus d'un centimètre carré, en deux points très circonscrits immédiatement au-dessous de l'orbite. A droite, le frontal est moins malade ; cependant au voisinage de la suture pariétale, en bas, il est détruit sur une largeur de trois millimètres.

Des lésions semblables existent sur la protubérance de l'occipital et sur le pariétal, près de sa suture avec ce dernier.

L'apophyse coronoïde droite du maxillaire est épaissie à sa base et sur presque toute sa face externe. L'os est tuméfié et ramolli au niveau de la symphyse, qui a une mobilité exagérée.

Près du cartilage d'ossification, le tissu des côtes est jau-

nâtre. Pour étudier les os des membres, il faut y pratiquer une coupe longitudinale.

Le point d'ossification de la tête de l'humérus droit est jauni.

A la partie interne de l'extrémité inférieure, on voit, au dessous du périoste, une exostose très allongée, que l'on distingue très aisément de la lame compacte primitive, bien qu'elle lui soit intimement soudée. En quelques points, elle a 2 millimètres d'épaisseur. Sa longueur est de 25 millimètres, et elle s'amincit peu à peu, pour s'effacer tout à fait au voisinage de la région moyenne de la diaphyse. Son tissu est beaucoup plus compact à la périphérie qu'au centre de l'os primitif.

Les deux épiphyses sont très mobiles ; près d'elles, le tissu spongieux est remarquablement raréfié.

L'articulation scapulo-humérale gauche renferme une matière liquide, jaune verdâtre, qui ressemble à du pus. La capsule ligamenteuse est très relâchée et la mobilité de la tête osseuse excessive.

L'omoplate gauche présente sur son col, au voisinage de la cavité glénoïde, sur ses deux faces, et principalement sur l'externe, une couche de nouvelle formation qui a environ 3 millimètres d'épaisseur près de la surface articulaire. Elle va en s'amincissant dans le sens transversal.

Dans toute la région supérieure, le cubitus gauche est en quelque sorte doublé par une couche osseuse surajoutée, épaisse en haut, qui se rétrécit en s'amincissant à la partie moyenne de la diaphyse, où vient également se terminer une autre lame, qui s'est développée sur la partie externe de la moitié inférieure de l'os.

Une production semblable, à peu près circulaire de $0^{mm}5$ d'épaisseur à la partie moyenne, occupe la face externe de l'os iliaque droit, dont le limbe au voisinage du cartilage est altéré.

Après avoir dépouillé le fémur droit de son périoste, on voit au niveau du petit trochanter une surface jaunâtre, très rugueuse. Les deux épiphyses sont mobiles. En haut, la partie spongieuse qui fait suite au cartilage, est altérée sur une longueur de 15^{mm}. Au lieu de la teinte chocolat que l'on trouve habituellement, et qui existe à la région moyenne de l'os, il a une coloration grise d'autant plus jaunâtre qu'on se rapproche plus du cartilage.

La compacité diminue dans le même sens. En bas, l'altération est moins accentuée et n'est visible que sur une longueur d'un demi-centimètre.

Le point d'ossification est complètement jaune.

L'extrémité supérieure du tibia droit est mobile sur la diaphyse. Le point osseux de l'épiphyse qui a trois 3^{mm} de diamètre est jaunâtre, et ramolli au centre. La partie en voie d'ossification qui fait suite au cartilage est jaune sur une largeur d'un millimètre environ. Au-dessous de cette bande, le tissu spongieux, sur une hauteur de 1 centimètre, est d'un rouge jaunâtre, avec quelques taches beaucoup plus jaunes.

La lésion est moins accentuée à l'extrémité inférieure. On l'observe à des degrés divers, sur tous les os longs des membres. Elle existe, bien que peu marquée, sur les métacarpiens, les métatarsiens et les phalanges.

Le calcanéum, l'astragale, et le corps des vertèbres paraissent sains. L'oreille moyenne est remplie de pus verdâtre.

Observation III

(Publiée par Laffitte dans la *Revue des maladies de l'enfance de* 1887)

Eugène C..., âgé de deux ans et demi, nous est présenté le 3 septembre 1886. Il est paralytique des deux bras depuis une semaine.

En effet, le 27 août dernier, l'enfant ayant deux mois et

sept jours, on s'aperçoit qu'il ne peut agiter le membre supérieur droit.

Dès le lendemain, le bras gauche est aussi frappé d'immobilité. La mère a remarqué qu'il pousse des cris aigus lorsqu'on lui touche les bras et surtout les coudes et qu'il a toujours conservé de légers mouvements dans les doigts.

Nous constatons aujourd'hui un empâtement du coude des deux côtés. La peau y est souple et de couleur ordinaire, mais par le palper on sent une tuméfaction bien marquée au niveau des épitrochlées. Aucune crépitation. L'examen est douloureux ; l'enfant pousse des cris, il agite le tronc et les jambes. Les membres supérieurs restent immobiles, mais on aperçoit quelques mouvements dans les doigts.

C'est un enfant nourri au sein et de belle apparence. Il est né à terme et la mère assure que sa peau était intacte quand il est né mais on voit sur la plante des pieds des taches brunes et arrondies qui ont l'apparence de bulles de pemphigus desséchées. Aucune trace de syphilis sur tout le corps.

La mère avoue qu'il y a deux ans, au mois de septembre 1884, elle a eu des plaques dans la gorge et qu'elle a perdu ses cheveux. Elle n'a suivi aucun traitement régulier.

Pilules d'hydargyre pour la mère et pour l'enfant, une cuillerée tous les jours de liqueur de Van Swieten.

13 septembre. — Après onze jours de traitement, l'empâtement épiphysaire a à peu près disparu ; les mouvements reviennent. Douleur bien moindre.

Le 8 octobre tout est fini, état excellent.

Observation IV

(Extraite de la communication faite par Millard, médecin de l'hôpital Beaujon, le 11 mars 1883, à la Société médicale des hôpitaux de Paris.)

Cette observation est la première qui ait été suivie de guérison. L'enfant qui en est le sujet était indemne de toute autre manifestation syphilitique, si bien que Millard porta le premier jour le diagnostic de paralysie spinale et ne le rectifia que dix jours plus tard.

Cet état de l'enfant explique et la guérison et l'erreur momentanée de Millard.

Nous donnerons de l'observation un simple résumé :

Le 17 mars 1875, Millard était consulté pour une fillette de deux mois et demi atteinte d'une paralysie du bras gauche survenue sans cause appréciable ; un fait le frappa au premier abord, c'était les cris que poussait l'enfant lorsqu'on explorait le membre malade.

Le père avait eu la syphilis quatre ans auparavant et avait subi un traitement rigoureux.

En l'absence de toute manifestation de syphilis, Millard conclut que la maladie de l'enfant était indépendante de l'affection du père et porta le diagnostic de paralysie spinale infantile.

Dix jours après, à la suite d'une paralysie survenant dans l'autre membre supérieur, Millard pensa à la maladie de Parrot et institua le traitement spécifique ; vingt-quatre jours après le début de la médication, l'enfant était complètement guérie mais présenta, plus tard, pendant les deux premières années, des accidents secondaires (plaques muqueuses) ; le père n'avait dès avant son mariage présenté aucune manifestation syphilitique, et la mère, au cours de la grossesse, avait présenté des lésions secondaires.

Millard, à la fin de sa communication, indique les points suivants de son observation qui lui paraissent intéressants :

1° La transmission de la syphilis à la mère et à l'enfant dès la première fécondation, malgré le traitement très long et très complet suivi par le père et bien que ce dernier n'ait présenté, depuis le mariage, aucune trace de la maladie.

2° L'insidiosité et l'apparition rapide de la pseudo-paralysie chez l'enfant qui avait les apparences de la santé et n'offrait aucun des signes extérieurs de la syphilis héréditaire.

3° L'erreur de diagnostic qui en est résultée, et qui certainement aurait pu être évitée.

4° La nécessité d'un traitement très long, de plusieurs années, pour les parents comme pour les enfants contaminés.

5° L'efficacité du sirop de Gibert.

6° La tolérance parfaite avec laquelle il fut supporté par la petite malade, à doses assez élevées pendant six ans.

Millard donna jusqu'à l'âge de deux ans une cuillerée à café de sirop par jour, de deux à quatre ans elle fut doublée, et triplée de quatre à six.

Observation V

(Publiée par Jaeger dans la *Revue mensuelle des maladies de l'enfance* de 1887.)

Le 4 août 1886, on me présente au dispensaire l'enfant Albert B. âgé de deux mois. C'est un enfant nourri au sein par sa mère et de très belle apparence. Depuis une quinzaine cet enfant a la respiration ronflante et un écoulement par les deux narines; il y a huit jours la mère a remarqué une éruption qui, localisée d'abord aux fesses, s'est étendue peu à peu sur la partie postérieure et interne des cuisses.

L'examen du malade nous prouve qu'il s'agit d'un coryza syphilitique et d'une éruption de syphilides papuleuses sur les fesses et les cuisses. Une enquête sur les antécédents syphilitiques des parents ne donne aucun résultat; la mère n'a pas eu d'autre enfant et n'a pas fait de fausse couche; elle ne présente actuellement aucun signe de syphilis.

Traitement : liqueur de Van Swieten 2 gr. par jour.

Le 7 août, c'est-à-dire trois jours après avoir commencé le traitement mercuriel, la mère nous le ramène, disant que depuis la veille son enfant ne pouvait plus faire aucun mouvement avec le bras droit et que la moindre tentative de remuer le bras lui arrachait des cris.

Je constate, en effet, que les mouvements du bras droit sont entièrement abolis, une légère pression exercée au-dessus du coude est très douloureuse, l'épiphyse inférieure de l'humérus est épaissie dans toute sa circonférence, la tuméfaction est nettement limitée à l'extrémité inférieure de l'humérus, l'articulation du coude est intacte, il n'existe ni crépitation, ni fluctuation ; la sensibilité est normale.

Le bras est immobilisé dans une gouttière et la liqueur de Van Swieten est portée de deux à quatre grammes.

Au bout de dix-huit jours, c'est-à-dire le 25 août, les mouvements sont revenus dans le bras paralysé, toute trace d'affection décrite plus haut a disparu.

Les syphilides ne se dissipent que quinze jours plus tard, tandis que le coryza persiste jusqu'au mois de novembre.

Observation VI

(DU MÊME)

Au commencement du mois de novembre 1886, on vint me consulter pour l'enfant Alfred A....., âgé de sept semaines.

Depuis un mois, la mère a remarqué que l'enfant ne remuait plus le bras gauche et criait quand on imprimait le moindre mouvement à ce membre ; il y a huit jours, mêmes symptômes du côté droit.

Il s'agit d'un enfant qui est élevé au biberon ; il est très chétif, d'une grande maigreur et porte sur la face la pâleur caractéristique des enfants syphilitiques.

Il pousse des cris perçants quand on le déshabille, les

deux bras pendent inertes le long du corps, la paralysie cependant n'est pas complète, l'enfant remue légèrement les doigts quand on le pique avec une épingle.

Les épiphyses inférieures des deux humérus sont gonflées et douloureuses à la pression, pas de crépitation, sensibilité intacte.

Au bout de quinze jours d'immobilisation dans une gouttière et de traitement mercuriel par la liqueur de Van Swieten, à la dose de quatre grammes par jour, le bras gauche, le premier atteint, recouvre ses mouvements, tandis que le bras droit met cinq semaines à se guérir.

En ce moment l'état général de l'enfant s'est sensiblement amélioré, il a meilleur appétit, dort bien ; son aspect n'est pas encore celui d'un enfant vigoureux, mais l'état cachectique a disparu.

La liqueur de Van Swieten est administrée jusqu'à la fin de l'année.

Au mois de février, quand l'enfant a cinq mois, on me le ramène atteint d'une éruption de syphilides papuleuses sur les jambes et les fesses et la face couverte de syphilides papuleuses et ulcéreuses avec de nombreuses fissures labiales. Malgré un traitement énergique par la liqueur de Van Swieten et des bains de sublimé, cette éruption met deux mois à guérir.

Aujourd'hui l'enfant a neuf mois, est très bien nourri, il n'y a plus de trace de son affection paralytique ; il n'a pas de dents et porte aux poignets et aux cous de pied des nodosités rachitiques. Comme pour le précédent, l'enquête ne fournit pas de renseignements précis sur les antécédents des parents ; la mère est bien portante, a deux enfants vivants dont l'aîné est en bonne santé ; un autre qui est venu au monde avant celui qui a fait l'objet de notre observation est mort à l'âge de douze jours.

Observation VII

(Publiée par Moncorvo dans la *Gazette hebdomadaire de médecine et de chirurgie*.)

Le 15 septembre 1890, on m'apporte dans le service un petit garçon âgé de deux mois et demi, pour être soigné d'accidents fébriles datant de quelques jours auparavant. Nourri dès sa naissance par le lait condensé, il était chétif et pesait 3 kil. 700. Du côté de la mère pas de renseignements profitables ; le père m'avoua avoir eu des accidents vénériens bien avérés.

Ce petit sujet, qui était du reste son premier enfant, présentait sur toute la surface cutanée, notamment à la région lombo-fessière, une éruption papuleuse et maculeuse des plus marquées ; il avait, de plus, de l'alopécie fronto-pariétale, du coryza, des rhagades aux commissures labiales et des engorgements ganglionnaires multiples. Il était aussi très malingre, d'une maigreur squelettique, dormait mal, avait des selles diarrhéiques verdâtres, le ventre ballonné, enfin sa température oscillait entre 37°5 et 38°. Mais le fait digne d'une remarque spéciale et qui attirait depuis quelques jours l'attention de ses parents, était l'immobilité complète où se tenaient les deux membres supérieurs ainsi que la jambe droite.

En fait, lorsque l'on soulevait les deux bras de l'enfant, ceux-ci retombaient lourdement le long du corps ; aussi, les mouvements provoqués lui faisaient pousser des cris qui dénotaient une vive souffrance, rendue plus accusée à la moindre pression faite au voisinage des jointures. Si on pinçait la paume des mains, c'était à peine si on voyait les doigts exécuter quelques mouvements limités, mais les autres segments du membre restaient absolument inertes. Les muscles corresrépondants n'étaient pourtant pas atrophiés, et ils agissaient bien aux excitations électriques, galvaniques ou faradiques. Il en était de même par rapport au membre abdominal affecté, lequel restait flasque et pendant comme un battant de cloche, indifférent à toute incitation pour le faire remuer ; néanmoins les muscles répondaient également à l'exploration électrique. Toute compression pratiquée au voisinage des épiphyses arrachait des cris au petit patient ; les jointures paraissaient du reste parfaitement indemnes.

La jambe gauche, cependant, conservait tous ses mouvements normaux et ne semblait nullement douloureuse.

Ne pouvant, en outre, méconnaître la gravité menaçante de l'empoisonnement palustre qui s'était ajouté à la vérole congénitale, je me décidais de suite à la combattre avant tout, et j'ai dû attendre de la sorte jusqu'au 30 septembre pour entreprendre le traitement hydrargyrique.

C'est ainsi que le salicylate de bismuth et le bichlorhydrate de quinine amenèrent vite l'amendement de la diarrhée et des accès de fièvre, l'enfant ayant été d'ailleurs soumis à l'alimentation par le lait de vache stérilisé. Néanmoins, malgré ces moyens appropriés, les manifestations malariennes n'ont subi qu'une simple atténuation, et je me suis trouvé de la sorte forcé, vous l'avez vu, à faire plusieurs fois appel à la quinine au cours du traitement antisyphilitique.

Les frictions d'onguent napolitain, inaugurées le 30 septembre, ne cessèrent plus d'être pratiquées que vers la fin du mois de décembre, époque à laquelle le petit malade ne fut plus ramené à la polyclinique.

Malgré toutefois cette interruption prématurée du traitement spécifique, on avait déjà eu lieu de constater une notable amélioration, non seulement par rapport aux lésions des téguments, mais surtout du côté de la pseudo-paralysie.

Vingt jours après les onctions mercurielles, les manifestations cutanées avaient presque entièrement disparu, de même que les membres thoraciques ébauchaient déjà quelques mouvements en devenant aussi moins douloureux. Seule la jambe droite, quoique déjà moins sensible au toucher, se tenait encore immobile. A côté de cela, la nutrition générale faisait des progrès indéniables ; il avait engraissé et pesait alors 5 kil. 175. Bref, au milieu du mois de novembre, il commençait à remuer sa jambe droite, de même qu'il gesticulait librement avec ses deux bras. Ce notable résultat se rendait d'autant plus digne de remarque que l'intoxication palustre, capable d'enrayer par elle seule la nutrition de cet enfant, avait opposé une assez grande résistance à la quino-thérapie. Tout marcha cependant fort heureusement, du côté de la syphilis congénitale et de ses déterminations osseuses, car, peu de jours avant le départ du petit malade, sa peau était blanche, les cheveux avaient repoussé, sa mine était excellente, enfin ses membres jouissaient de tous leurs mouvements.

Observation VIII

(Extraite de la communication faite par le docteur Rocques à la Société médicale des Hôpitaux, le 25 mai 1883.)

Le 31 octobre 1881, j'assistais une femme primipare, mariée depuis un an, qui accouchait d'une petite fille à terme, bien portante et bien constituée.

L'enfant prenait le sein sans difficulté et se nourrissait bien, lorsque, vers le sixième jour de sa naissance, j'aperçus, sur la paume de la main et entre les doigts, des taches rouges arrondies un peu saillantes. Ces taches ne tardèrent pas à se montrer à la plante des pieds. Bientôt se développèrent à leur niveau des vésicules bulleuses assez larges, arrondies, un peu louches ; piquées avec une épingle, elles laissent suinter un liquide trouble, semi-purulent. Quelques bulles de même nature apparurent sur les cuisses et sur le tronc. J'étais en présence d'une éruption pemphigoïde qui, en raison de sa localisation, de ses caractères, de l'époque de son apparition, me parut devoir être rattachée à la syphilis héréditaire. J'ajoute que l'enfant, jusque-là bien portant, commença à refuser le sein, pâlit et maigrit assez vite et fut atteint de diarhée ; pendant plusieurs jours l'insomnie fut complète. Mon ancien et excellent maître, le docteur Moissenet, que je fis appeler en consultation, partagea mon avis quant à la nature probable de l'éruption. Le père de l'enfant, interrogé avec soin et à plusieurs reprises, nia tout antécédent syphilitique. L'examen minutieux de la mère ne me révéla rien de suspect.

Néanmoins, le traitement spécifique fut institué : chaque jour une cuillerée à café de sirop de Gibert et un bain additionné d'une solution concentrée d'iodure de potassium.

Les jours suivants d'autres plaques rouges suivies de bulles apparurent encore aux pieds et aux jambes ; mais l'éruption resta toujours discrète. Nous pûmes également remarquer aux deux commissures labiales des érosions linéaires semblables à des fissures très superficielles. Après huit ou dix jours de traitement, l'éruption parut rétrocéder ; les bulles se desséchèrent et firent place à des croûtes jaunâtres qui ne tardèrent pas à tomber, laissant à leur place des taches rouges érythémateuses persistantes.

Un mois après le début des accidents, l'enfant reprenait le sein, la nutrition reprit sa marche normale ; on pouvait considérer la guérison comme assurée. Je continuais néanmoins l'usage du sirop de Gibert pendant deux semaines, à la dose d'une cuillerée à café tous les deux jours.

J'ajoute que la nourrice n'a pas été contaminée, et la raison en est que l'enfant n'a pas pris le sein, tant que les érosions des commissures labiales n'ont pas été entièrement guéries.

Pendant ce temps, la nourrice, à l'aide d'un appareil spécial, retirait de ses seins une certaine quantité de lait qu'on faisait prendre à l'enfant, à la cuillière ; on y ajoutait une faible quantité de lait de vache.

L'enfant était donc considérée comme guérie et la guérison se maintenait depuis deux mois environ, lorsque je fus appelé en toute hâte pour voir la même petite fille qui, disait-on, ne pouvait pas mouvoir le bras gauche.

On soupçonnait un traumatisme provoqué par l'imprudence de la nourrice. Le moignon de l'épaule me parut tuméfié et très douloureux à la pression ; le moindre mouvement du bras provoquait des cris. Je crus aussi, je l'avoue, à un traumatisme et me bornais à prescrire l'immobilité après avoir appliqué un bandage en huit de chiffre autour de l'épaule. Quatre jours après, des phénomènes identiques se montrèrent à l'épaule droite. Un examen plus complet et plus approfondi, malgré la douleur, me fit reconnaître des deux côtés, au-dessous de l'apophyse acromiale, une crépitation fine, que je pus percevoir à deux ou trois reprises. Dès ce moment, je ne doutais plus que cette lésion ne fût spontanée et complètement indépendante de traumatisme ; je soupçonnais même des rapports d'origine entre ces lésions et l'éruption antérieure que j'avais eue à traiter.

Notre collègue des hôpitaux, le docteur Marchand, que je fis appeler en consultation, reconnut comme moi la crépitation des deux côtés, et diagnostiqua un décollement de l'épiphyse de l'extrémité supérieure de l'humérus.

Il était bien évident que cette lésion s'était produite d'une manière spontanée.

Comme nous n'avions vu ni l'un ni l'autre des faits de ce genre, il ne nous était pas facile d'attribuer ces désordres à leur véritable cause, bien que l'enfant eût présenté des manifestations syphilitiques non douteuses. Deux jours après, ayant relu et médité les travaux de M. le professeur Parrot, sur les lésions osseuses de la syphilis infantile, je n'hésitais plus : j'avais sous les yeux un cas de pseudo-paralysie syphilitique infantile, et je me hâtais de prescrire le traitement suivant :

Chaque jour, une cuillerée à café de sirop de Gibert ; deux attelles de cartons ouatées sont appliquées sur chaque humérus, et les deux bras sont maintenus immobiles sur la poitrine à l'aide d'un bandage roulé. Pendant les premiers jours, l'état général s'était aggravé, le moindre mouvement provoquait des cris, l'insomnie était complète ; l'enfant maigrissait et prenait à peine le sein.

Huit jours après, les mouvements provoqués du bras sont moins douloureux ; l'enfant prend un peu de repos ; le situation s'améliore. Enfin, un mois après le début du traitement, les mouvements spontanés du bras sont faciles et non douloureux, quoique limités ; la santé est bonne ; l'appétit et le sommeil sont revenus.

Tous les deux ou trois jours, je fais donner encore une cuillerée à café de sirop de Gibert. Vers la sixième semaine, l'enfant était guérie.

Au cours de sa communication, Rocques dit que le père mourut plus tard paralytique général et suppose que les lésions nerveuses qui ont causé la mort du père relèvent de la syphilis.

Observation IX

(Extraite de la communication faite par le Dr Comby, à la Société médicale des hôpitaux de Paris, le 27 février 1891.)

Le 27 février 1891, se présente au dispensaire de la Villette une femme de vingt-neuf ans, m'apportant un petit garçon de six semaines. Cet enfant offrait tous les traits de la cachexie syphilitique héréditaire.

Il était maigre, vieillot, et la face présentait cette teinte cireuse qui est presque pathognomonique.

Depuis la naissance, il souffrait d'un coryza intense, reconnaissable à distance par un reniflement des plus accusés et des plus bruyants.

Les commissures labiales étaient plissées et crevassées ; les talons étaient dépouillés d'épiderme.

Enfin, le membre supérieur droit pendait inerte le long du tronc et quand on l'abandonnait, après l'avoir soulevé, il retombait de tout son poids en arrachant des cris à l'enfant.

La seule lésion relevée par l'examen des os de ce membre paralysé consistait en un gonflement hyperostosique de l'extrémité du radius. Rien du côté de l'humérus.

Le diagnostic était donc assuré ; avant tout interrogatoire, on pouvait dire que l'enfant était atteint de syphilis héréditaire et de pseudo-paralysie syphilitique du membre supérieur droit.

Voici maintenant les renseignements fournis par la mère, on verra qu'ils ne sont pas dépourvus d'intérêt :

Cette femme, âgée de vingt-neuf ans, est très bien portante et allaite elle-même son enfant. Elle n'avait jamais été malade, et actuellement, elle ne porte aucune trace de syphilis ancienne ou récente.

Elle a eu dix grossesses ; la première seule aboutit à la naissance à terme d'un enfant vivant ; le père de ce premier enfant était sain. Quant aux neuf grossesses (deuxième amant syphilitique qui n'a pas voulu se soumettre à mon examen), elles se sont toutes terminées par des accouchements avant terme (cinq, six, sept mois) ; les enfants expulsés étaient morts, sauf le huitième qui a vécu dix-sept jours.

Quant au sujet de notre observation, il paraît être venu à terme, avec les stigmates syphilitiques que j'ai signalés.

L'enfant a été soumis immédiatement au traitement anti-syphilitique : frictions quotidiennes sur l'abdomen avec l'onguent napolitain, bains trois fois par semaine avec 1 gramme de sublimé par bain. Je revois le petit malade le 26 janvier, c'est-à-dire le sixième jour après le début du traitement ; déjà l'amélioration est manifeste, les doigts sont agités de mouvements évidents et le bras lui-même commence à remuer spontanément.

Le coryza lui-même est atténué, le nez est moins enchifréné.

Le 4 février (quinzième jour du traitement), l'enfant est complètement guéri, quoiqu'il ait présenté deux jours de convulsions, depuis la dernière visite. La pseudo-paralysie n'existe plus, l'enfant remue le membre supérieur droit aussi bien que le gauche. Enfin, quand on explore la région du coude, on constate que l'hyperostose radiale s'est résolue. Le coryza est presque guéri, la face est toujours cireuse, mais moins ridée, le corps est moins amaigri.

Observation X

(Observation publiée par d'ASTROS dans le *Marseille Médical* de 1886)

Le 17 juin, je recevais dans mon service à la Conception, dans la section d'allaitement, un nouveau-né fille, atteinte d'un peu d'ophtalmie et d'ictère léger. Nous n'avions pas de renseignements sur ses père et mère et n'eûmes pas jusque-là de motifs d'en rechercher. Les affections légères dont elle était porteur disparurent assez rapidement et l'enfant, jusqu'au 7 juillet, parût bien se porter. Ce jour-là (l'enfant n'avait alors que trois semaines) on s'aperçut, sans que rien ait préparé cette constatation, que le bras gauche pendait inerte, flaccide, sans mouvements, le long du corps. En faisant exécuter quelques mouvements au membre, on percevait des craquements à sa partie supérieure. On crut à une fracture simple par quelque inadvertance de la nourrice, et l'on appliqua un petit appareil pour immobiliser le membre ; à quelques jours de là, le même phénomène se manifesta au membre supérieur du côté opposé. L'apparition si subite de cet accident donnait une telle apparence de traumatisme que la nourrice d'elle-même, craignant quelque reproche et avant que nous ayons vu même l'enfant, partit de l'hôpital, laissant le nourrisson.

Notre attention était dès lors éveillée.

La paralysie ou, pour rester dans la vérité pathogénique, l'impotence était absolue. L'enfant ne pouvait exécuter aucun mouvement volontaire ou réflexe ; les deux bras pendaient le long du corps inertes et flaccides. Les doigts, cependant, conservaient quelques mouvements.

Il était difficile de constater si la douleur était provoquée par les mouvements communiqués. Malgré l'absence de renseignements héréditaires, malgré l'absence d'autres accidents syphilitiques, les caractères locaux de l'affection et leur évolution symétrique, imposaient le diagnostic de l'affection décrite par Parrot, et rattachée par lui à une lésion osseuse syphilitique, amenant le décollement épiphysaire,

Bientôt d'ailleurs, vers le 15 juillet, apparurent d'autres symptômes notoirement syphilitiques, du coryza, des fissures à la lèvre supérieure et aux commissures, une ulcération étendue de la face supérieure de la langue, toutes lésions, qui bientôt saignantes et étendues, donnèrent à l'enfant, avec le teint cachechique de la peau, un faciès bien caractéristique ; cependant pas de syphilides cutanées.

Entre temps, les membres inférieurs se prirent à leur tour

successivement avec les caractères signalés aux membres supérieurs : impotence et flaccidité, de plus crépitation nette à l'extrémité supérieure de la cuisse et bientôt même à gauche, déformation de la hanche donnant l'apparence d'une luxation. A part cette déformation, je ferai remarquer l'absence de gonflement bien appréciable des autres extrémités osseuses. La peau, bien entendu, au niveau des lésions, ne présentait ni coloration, ni chaleur.

Malheureusement nous fûmes forcés de recourir à l'allaitement artificiel, et malgré un traitement antisyphilitique au sirop de Gibert, administré à la dose d'une cuillerée à café par jour, l'enfant succomba le 8 août au progrès des troubles digestifs et de la cachexie.

ANATOMIE PATHOLOGIQUE

Nous serons brefs sur l'anatomie pathologique et nous ne décrirons, d'après la description qu'en donne Parrot dans son mémoire, que les lésions dont la connaissance est indispensable pour comprendre la pathogénie de la maladie.

Les lésions qui concourent à la production de la pseudo-paralysie consistent en une destruction de la substance osseuse, destruction qui frappe d'abord le tissu spongieux, auquel elle se localise le plus souvent et qui, quelquefois, atteint l'enveloppe osseuse compacte elle-même.

Au voisinage du cartilage de conjugaison, au niveau de la couche de cartilage infiltrée de sels calcaires et qui va servir à l'accroissement de l'os en longueur, il se forme des îlots de substance jaune ambré ou rouge brunâtre, tissu facile à traverser avec une aiguille et dont la trame fibro-vasculaire enchasse de petits fragments osseux. Cette transformation aboutit finalement à la production qualifiée par Parrot de ramollissement gélatiniforme. Dans une autre forme de lésions, le tissu spongieux est infiltré par une substance ressemblant à du pus, les lamelles osseuses sont détruites, il en résulte des pertes de substance et des cavités remplies de liquide puriforme.

Quelle que soit la forme de dégénérescence, le résultat est le même, c'est la disjonction de l'épiphyse d'avec la diaphyse. Cette disjonction se fait suivant une ligne située dans la substance osseuse à quelques millimètres du point de jonction du cartilage et de l'os ; la surface de séparation est irrégulière.

Arrivé à ce point de dégénérescence, le périoste peut être conservé et les deux fragments osseux réunis par cette membrane fibreuse, mais les deux parties de l'os jouent l'une sur l'autre et le résultat, au point de vue de la production de la maladie et de l'impuissance des membres, est atteint. D'autres fois la lésion évolue, le périoste est soulevé par cette substance dégénérée et il se forme au voisinage de la pseudarthrose un épanchement qui peut rester collecté et donner une tuméfaction dure ou fluctuante.

Cette collection, dans les stades ultimes de son évolution, décolle le périoste, infiltre les muscles, le tissu cellulaire qui finissent par s'enflammer.

Ce n'est que rarement que les lésions que nous venons de décrire et que Parrot a trouvées constantes dans les autopsies qu'il a faites de nouveau-nés syphilitiques, entraînent le décollement épiphysaire et nous comprenons ainsi la rareté de la maladie.

A côté de ces lésions osseuses nous noterons les hyperostoses que l'on trouve sur les tibias et l'humérus de l'enfant qui fait le sujet de notre observation mais qui ne prennent nulle part dans la pathogénie du décollement et à ce titre n'ont pour nous qu'un intérêt secondaire.

Notons en terminant cet aperçu des lésions macroscopiques de la maladie qui nous occupe qu'elles se développent rarement après le quatrième mois et que Parrot admettait que l'évolution des lésions les rapprochaient alors du rachitisme.

ÉTIOLOGIE

La maladie de Parrot s'observe exclusivement dans les premiers mois de la vie ; elle peut exister à la naissance ou survenir dans le courant du quatrième mois de la vie, mais habituellement elle fait son apparition de la quatrième semaine à la fin du troisième mois.

A un âge plus avancé, comme nous l'avons vu à propos de l'anatomie pathologique, la maladie ne se produit plus, le processus morbide se faisant, d'après Parrot, dans un autre sens et aboutissant à des lésions différentes.

Les lésions de la pseudo-paralysie sont produites par la syphilis héréditaire, le fait avait été nettement vu par Parrot et les observateurs qui sont venus après lui n'ont fait que confirmer la nature de la maladie.

L'état général de l'enfant et la présence ou l'absence d'autres manifestations n'a aucune influence sur la production des lésions qui aboutissent au décollement épiphysaire. Dans l'observation qui a motivé notre travail, la nature de la maladie ne nous paraît pas douteuse, l'enfant présentait une alopécie pariétale gauche et un coryza qui s'est amélioré sous l'influence du traitement spécifique.

La céphalée que la mère a présentée lors de sa troisième grossesse nous paraît devoir être rattachée à la même diathèse.

Si nous remarquons maintenant que cette grossesse s'est terminée par la naissance d'un enfant qui, aujourd'hui âgé de sept ans, nous présente des manifestations de la syphilis héréditaire, que les grossesses antérieures se sont toutes terminées par la naissance d'enfants bien viables et morts de maladies infectieuses, sauf pour le dernier qui est mort-né, tandis que les grossesses ultérieures se sont toutes terminées par la naissance d'enfants morts les premiers jours, nous admettrons que cette femme a été infectée pendant la grossesse ou par l'intermédiaire de son enfant procréé par un père syphilitique.

PATHOGÉNIE

En l'absence de lésions des systèmes nerveux et musculaire, Guéniot avait attribué l'impuissance fonctionnelle qu'avait présentée l'enfant dont il a publié l'observation à la douleur que provoquaient les mouvements et à la solution de continuité des leviers osseux. Parrot partagea, lors de ses observations, les mêmes idées et admit que, par suite des décollements épiphysaires, les contractions musculaires produisaient dans les membres, non des mouvements de totalité, mais un glissement des surfaces brisées l'une sur l'autre.

A cette cause d'inertie, il en ajoute une autre, secondaire dit-il, et consistant dans la douleur que provoquent les mouvements.

On a objecté à cette explication que l'impuissance existait dans le cas où le périoste était intact et maintenait les fragments osseux au contact, que d'autre part, les fractures juxta-épiphysaires chez les nouveau-nés n'étaient pas une cause d'immobilité absolue.

En l'absence de toute autre lésion pouvant expliquer la pathogénie et l'impuissance fonctionnelle des membres, et si on remarque que dans la majorité des cas il existe quelques légers mouvements localisés aux doigts, l'explication de Parrot et de Guéniot attribuant l'impuissance à la douleur nous paraît rationnelle et devoir être admise jusqu'à preuve du contraire; quant à la solution de continuité il nous semble qu'elle peut jouer un rôle dans la pathogénie de l'inertie des membres. Cependant, si nous remarquons que le déplacement a été rarement observé, quoique la crépitation fine, que M. le professeur Baumel a perçue, se produise dans beaucoup de cas, nous admettrons que son rôle pathogénique est secondaire et doit venir après la douleur que provoquent les mouvements.

SYMPTOMATOLOGIE ET ÉVOLUTION

La maladie de Parrot, comme son nom de pseudo-paralysie l'indique, consiste en une paralysie apparente des membres des nouveau-nés. Les membres sont inertes comme dans la paralysie, mais l'intégrité des systèmes nerveux et musculaire fait rejeter cette hypothèse; cette inertie se localise le plus souvent aux membres supérieurs qui peuvent être pris isolément, simultanément ou l'un après l'autre.

L'enfant peut naître avec les apparences de la paralysie, mais le plus souvent c'est de la quatrième semaine à la fin du troisième mois que les parents s'aperçoivent que l'enfant ne remue plus quelque membre, un bras le plus souvent. Au bout de quelques jours, l'autre bras peut se prendre à son tour et, si souvent la maladie en reste là, les membres inférieurs peuvent quelquefois être atteints consécutivement.

Cette impuissance revêt les caractères d'une paralysie flasque, les muscles ont conservé leur contractibilité et la sensibilité est conservée. Tous les mouvements provoqués sont possibles, le membre absolument inerte suit tous les mouvements que lui imprime l'observateur, et, lorsque les membres inférieurs sont pris, ils pendent dans la résolution complète et suivent tous les mouvements que l'on imprime au corps; cependant une observation attentive permet d'observer le plus souvent quelques mouvements spontanés. Les membres sont douloureux, le moindre mouvement qu'on leur imprime provoque de la douleur et l'enfant la manifeste par ses cris.

Si on explore les parties malades, on peut percevoir quelquefois une fine crépitation et souvent une tuméfaction voisine de la région juxta-épiphysaire; cette tuméfaction peut se ramollir et l'on trouve alors une collection fluctuante. La possibilité de faire glisser les fragments l'un sur l'autre a été notée quelquefois. Nous venons de décrire l'aspect clinique et les résultats auxquels aboutit l'examen des petits malades quand la maladie se présente isolée, mais cette forme qui avait été inconnue de Parrot et qui fut observée pour la première fois par Millard est rare, et nous ajouterons qu'en l'absence de toute manifestation syphilitique la nature des lésions a pu être méconnue.

Le plus souvent cette manifestation de la syphilis héréditaire va avec d'autres manifestations de la même affection, c'est du pemphigus plantaire ou palmaire, des syphilides cutanées, des plaques muqueuses à l'anus, aux organes génitaux, aux lèvres, de l'alopécie, d'autres fois ce sera la cachexie ou des lésions des viscères.

Parrot, qui avait observé seulement des cas graves où la maladie était liée à d'autres manifestations syphilitiques, croyait que les enfants atteints de pseudo-paralysie étaient incurables et que l'évolution de la maladie aboutissait à brève échéance à la mort. Après le mémoire de Parrot, les observations de guérison sont fréquentes et le pronostic que Parrot faisait très sombre nous paraît, maintenant, beaucoup plus favorable.

La maladie s'est terminée souvent par la mort, mais si on observe que dans ces cas l'enfant présentait de la cachexie syphilitique ou des lésions viscérales, il nous paraît juste de rapporter à ces dernières causes l'issue de la maladie.

DIAGNOSTIC

On ne saurait confondre une maladie dont la symptomatologie est, comme nous venons de le voir si nette.

Pour les paralysies obstétricales on aura les commémoratifs d'une intervention le plus souvent, l'indolence des mouvements provoqués, l'absence de tumeur juxta-épiphysaire qui pourtant n'est pas, lorsqu'elle manque, d'une grande valeur au point de vue du diagnostic.

La paralysie atrophique est une maladie de la seconde enfance, se localise presque toujours aux membres inférieurs, elle a un début fébrile.

La maladie de Little, avec les contractures qui en sont le symptôme dominant ne saurait se confondre avec une maladie caractérisée par la flaccidité des membres.

Les fractures auront pour commémoratif un traumatisme ; l'ostéomyélite avec décollement juxta épiphysaire appartient à un âge plus avancé et est accompagnée d'un état infectueux avec fièvre simulant quelquefois la dothiénentérie.

Nous dirons pour terminer que lorsqu'on observe les signes que nous avons donnés comme caractéristiques de la maladie de Parrot, le diagnostic ne saurait être hésitant et doit être porté même en l'absence de stigmates ou de commémoratifs de syphilis.

TRAITEMENT

Le traitement de la pseudo-paralysie est le traitement de la syphilis héréditaire pendant la première année.

La médication que nous adoptons et c'est celle instituée par M. le professeur Baumel, consiste à donner XX gouttes de liqueur de Van Swieten diluées dans 20 grammes d'eau distillée, une cuillerée à café toutes les six heures immédiatement après chaque tetée.

On joindra à cette médication un traitement dans le sens du développement, principalement du système osseux, par dix grammes de sirop de lacto-phosphate de chaux par jour.

CONCLUSIONS

1° Le syndrome désigné sous le nom de maladie de Parrot peut être une manifestation isolée de la syphilis héréditaire.

2° Nous admettons avec Parrot que c'est la douleur provo-quée par les mouvements des membres qui est cause de leur impuissance et que le défaut de continuité des leviers osseux concourt au même but.

A l'inverse de Parrot, nous donnons, au point de vue patho-génique, plus d'importance à la douleur qu'au défaut de con-tinuité des os des membres, car la première est constante, tandis que les mouvements, au niveau de la fracture, sont la plupart du temps très légers.

3° La curabilité de la maladie est fréquente, elle l'est d'au-tant plus que l'enfant est dans de meilleures conditions géné-rales, la mort ne survient que par la cachexie syphilitique ou les lésions viscérales qui accompagnent souvent la maladie.

4° La symptomatologie est très nette et permet de porter le diagnostic en l'absence d'autres signes de syphilis ou de com-mémoratifs de spécificité chez les parents.

5° Le traitement doit être institué immédiatement.

6° L'enfant doit être entouré des meilleurs soins hygiéni-ques et l'allaitement maternel est essentiel au point de vue de la guérison. Au cas où cet allaitement serait impossible, l'enfant pouvant infecter sa nourrice, on devra l'élever au biberon.

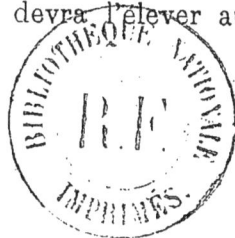

BIBLIOGRAPHIE

VALLEIX. — Bulletin de la Société anatomique, 1836 (cité par Parrot).

GUÉNIOT. — Gazette médicale des Hôpitaux du 9 février 1869 (cité par Parrot).

PARROT. — Sur une pseudo-paralysie causée par une altération du système osseux chez les nouveau-nés atteints de syphilis héréditaire (Archives de Physiologie normale et Pathologique, 1871-1872).

MILLARD. — Note sur un cas de pseudo-paralysie syphilitique terminé par guérison (Bulletins et mémoires de la Société médicale des Hôpitaux. Paris, 1883-1884).

DREYFOUS. — De la pseudo-paralysie syphilitique (Revue mensuelle des Maladies de l'enfance, 1885).

JAEGER. — Deux cas de guérison de pseudo-paralysie syphilitique (Revue mensuelle des Maladies de l'enfance, 1887).

LAFFITTE. — Trois cas de guérison de pseudo-paralysie syphilitique (Revue mensuelle des Maladies de l'enfance, 1887).

ROCQUES. — Note sur un cas de pseudo-paralysie syphilitique terminé par la guérison. (Union médicale, 1883).

TROISIER. — Note sur un cas de pseudo-paralysie syphilitique infantile (Bull. et mémoires de la Société médicale des Hôpitaux, Paris, 1883).

COMBY. — Deux cas de pseudo-paralysie syphilitique (France médicale, 1894).

— La curabilité de la maladie de Parrot (Bull. et mém. de la Société médicale des Hôpitaux, 1891).

MONCORVO. — Sur la pseudo-paralysie syphilitique à propos de trois cas suivis de guérison (Gazette hebdomadaire de Médecine, Paris, 1892).

Revue de Hayem, t. XXXIII.

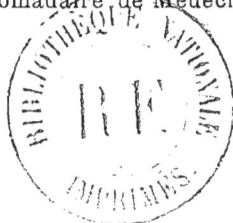

300

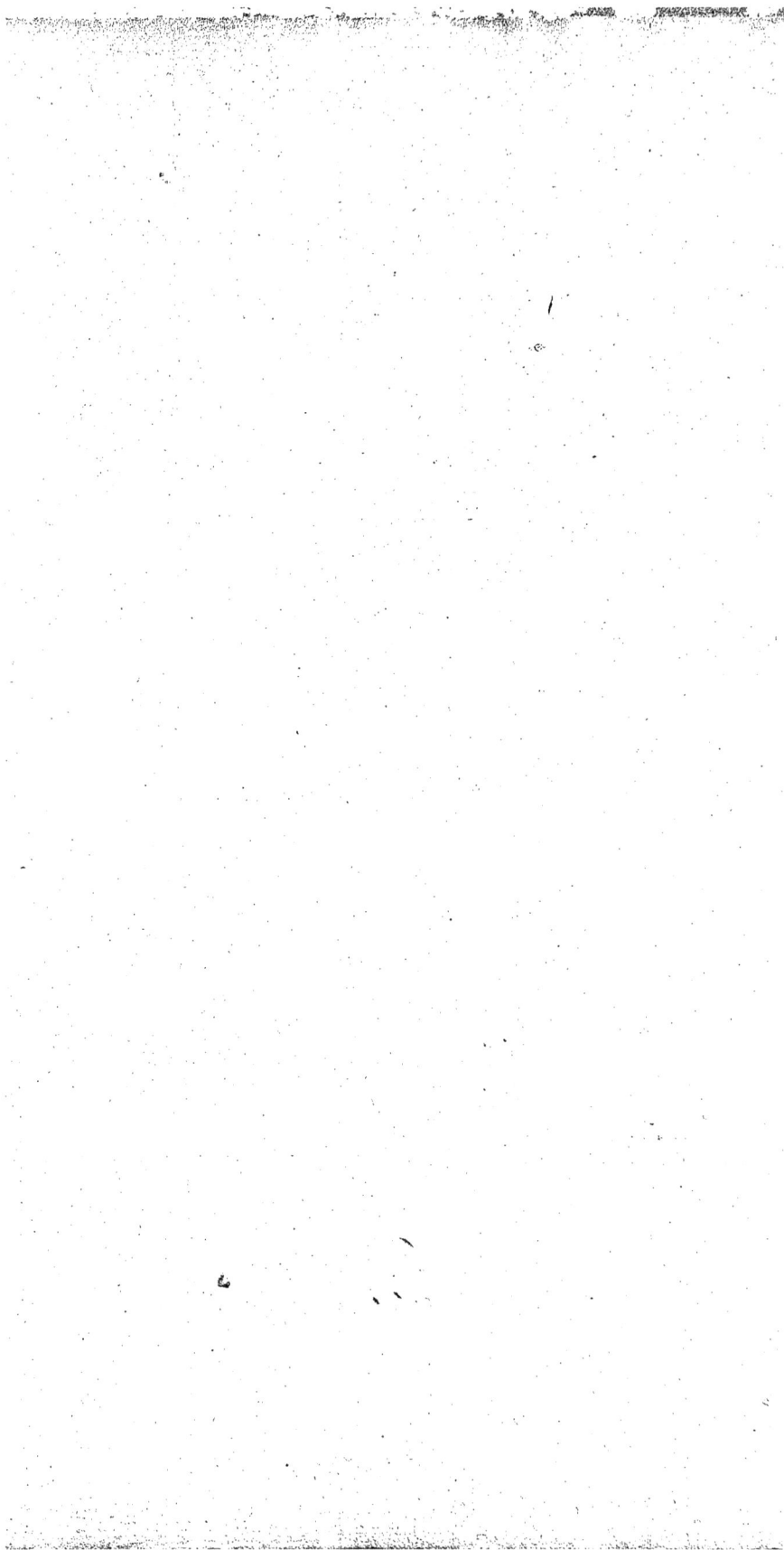

www.ingramcontent.com/pod-product-compliance
Lightning Source LLC
Chambersburg PA
CBHW071421200326

41520CB00014B/3520